De l'Empoisonnement du Fœtus,

PAR

M. J. CLOUET.

Pharmacien de première classe,

Licencié ès-sciences, Membre de la Société botanique de France, etc.

Si l'histoire de l'empoisonnement a été très étudiée dans ces derniers temps, surtout au point de vue des recherches chimiques, son étude ne nous paraît pas encore complète sous tous les rapports; il en est un qui nous semble en effet avoir été jusqu'ici négligé, celui de la constatation chimique du poison chez le fœtus lorsque la femme était enceinte.

Ce n'est pas pour cela que quelques auteurs aient manifestement démontré par leurs travaux la possibilité du passage d'un agent toxique dans les organes de l'enfant; on connaît, en effet, à ce sujet un certain nombre de recherches plus ou moins spéciaies, mais elles ont eu surtout pour but de traiter la question au point de vue médical et non en vue des expériences chimiques. Ainsi dans les *Annales d'hygiène* (2ᵉ série, t. XV, p. 210), M. Constantin Paul a publié ses recherches sur l'influence de l'intoxication saturnine lente, par rapport au produit de la conception ; M. Lizé du Mans a donné, dans ce même recueil, un autre travail du même genre sur l'influence fâcheuse du nitrate acide de mercure sur les chapeliers et les ouvrières employées ; enfin, M. Ladreit de la Charrière, dans une étude sur l'empoisonnement professionnel a montré que tous les poisons pouvaient agir sur le produit de la conception, déterminer la mort et l'avortement ; le Dr G. Bergeron a obtenu des résultats semblables.

Cazeaux, dans son *Traité d'accouchements* (Edit. Tarnier, p. 204), dit, en outre, que MM. Mareska et Lados, ont trouvé des traces d'arsenic dans un fœtus de quatre mois aussi bien que dans la substance de l'utérus et du placenta, sans qu'il y en ait dans les eaux de l'amnios, au moins en quantité appréciable, et ce dernier point est remarquable, puisqu'au contraire on retrouva dans ce liquide du cyanure de potassium injecté dans les veines d'une lapine pleine (Mayer). Otto, contradictoirement aux résultats précédents, n'a pas trouvé d'acide sulfurique dans les organes d'un fœtus, alors que la surface du corps était devenue rougeâtre et parcheminée par suite de son contact avec les eaux amniotiques très chargées d'acide sulfurique.

Nous avons eu pour but d'étudier cette transmission au point de vue de la recherche chimique de l'agent toxique dans les organes du fœtus ; c'est à l'instigation de M. le Dr Leudet, directeur de l'École de Médecine et de Pharmacie de Rouen, que nous avons entrepris ce travail ; il venait en effet de mourir dans son service une jeune femme qui s'était volontairement empoisonnée avec des allumettes phosphoriques et dont la maladie avait duré quelques jours.

Comme on le sait, le poison est alors introduit dans les organes sous forme de phosphore ordinaire à l'état très divisé ; au bout d'un certain temps, en vertu de l'oxygène répandu dans l'économie, il doit s'oxyder ; c'est dans ces conditions que nous nous sommes trouvé pour expérimenter. Afin de rechercher le phosphore dans ce cas, nous nous sommes fait donner le foie de la mère et celui du fœtus ; ce sont en effet les organes qui, comme on le sait, en vertu du ralentissement et de l'affluence du sang en eux, retiennent le plus les poisons ingérés.

Nous avons pris une certaine quantité du foie de la mère, puis après l'avoir divisé en petits fragments, nous l'avons fait bouillir, dans des vases fermés, avec de l'eau distillée ; filtrant la liqueur après quelque temps d'ébullition, nous avons obtenu avec le bi-chlorure de mercure, un précipité blanc de proto-chlorure de mercure, preuve de la présence d'acide phosphoreux, ce que la réduction à l'état métallique d'une solution de nitrate d'argent a encore confirmé ; le liquide était sans action sur le sulfate de cuivre.

Une autre partie du foie a été mise, toujours en fragments fins, dans un flacon à deux tubulures et d'assez grande dimension, contenant du zinc pur et de l'acide sulfurique pur aussi, mais étendu d'eau distillée. Le dégagement gazeux qui s'est produit a été dirigé dans une solution faible de nitrate d'argent, où il a déterminé la formation d'un précipité noir, lequel mis dans un autre appareil de Marsh, fonctionnant à blanc et dont le tube effilé avait été remplacé par une extrémité de chalumeau munie d'un bout en platine, a donné à la flamme de l'hydrogène une coloration verte émeraude, caractéristique du phosphore.

Nous avions donc retrouvé ainsi la preuve de la présence de l'acide phosphoreux.

Le foie n° 2 ou du fœtus, traité de la même manière par les deux procédés, a offert un résultat presque négatif, cependant il contenait de l'acide phosphorique, car la liqueur obtenue dans la première opération, filtrée et additionnée d'ammoniaque pur, a donné sur-le-champ avec le sulfate de magnésie, un précipité blanc, peu abondant, quoique caractéristique de phosphate ammoniaco-magnésien. Ce précipité se dissolvait dans l'acide acétique.

Or, comme on le sait, dans l'empoisonnement qui nous occupe, il peut arriver que le phosphore se transforme en totalité ou en partie, en acide phosphoreux ou en un mélange d'acide phosphoreux et d'acide phosphorique ; si les composés du phosphore n'existaient pas en grande quantité dans l'économie, le résultat obtenu avec le foie du fœtus aurait pu être satisfaisant, mais dans ces conditions, le but de nos recherches n'était pas atteint, il fallait obtenir des indications plus précises, d'autant plus que, au point de vue des recherches médico-légales, à cause des expériences faites jadis au Val-de-Grâce, par M. Z. Roussin, il semble résulter que les deux composés oxygénés du phosphore que nous venons de retrouver, ne sont pas aussi dangereux qu'on peut le croire, puisque douze grammes d'acide hypophosphoreux, des phosphites et des hypophosphites alcalins ont pu être avalés par un chien sans qu'il y ait eu empoisonnement. Comme le

point intéressant de la question était surtout de savoir
si, dans l'empoisonnement de la femme enceinte, il y
avait possibilité de bien constater chimiquement le passage de la mère au fœtus, nous avons entrepris une
contre-épreuve sur une lapine pleine. Pour cela, à
quatre reprises différentes et à trois jours d'intervalle
chaque fois, nous lui avons fait avaler une petite quan'
tité d'une solution d'acétate de cuivre, nous assurant
toujours que le liquide ingéré n'avait pas été rendu.
En choisissant un sel de cuivre comme agent toxique,
nous n'avons cherché qu'à obtenir des résultats très
tranchés par leurs réactions, sans nous inquiéter de
savoir si, au point de vue médico-légal, il y avait pa-
rité d'action entre le phosphore et le sel de cuivre, et,
si dans une recherche légale, la valeur du cuivre pou-
vait être aussi grande que celle d'un autre poison,
puisque le cuivre a été considéré comme pouvant être
à l'état normal chez l'homme (1), ainsi du reste que
l'arsenic, le manganèse et le plomb, que l'on a dit plus
tard être toujours contenus dans l'économie. Mais
comme les empoisonnements par le phosphore et par
les sels de cuivre sont aujourd'hui, d'après les statis-
tiques judiciaires, les agents les plus employés, puisque
d'après M. Tardieu, de 1851 à 1863, sur 617 cas, il y a
eu 170 empoisonnements par le premier corps et 110
par le second, c'est-à-dire plus du tiers pour ces deux
composés, qu'en outre, les métaux contenus à l'état

(1) *Voir* à ce sujet les travaux de MM. Sargeau, de Rennes,
Peretti (1832), Commailles, qui constatent que le cuivre existe
normalement dans le froment, les vins, le sapin ; — de M. Raspail
pour l'arsenic ; — puis ceux de MM. Hervy et Devergie (1838) pour
le cuivre chez l'homme, etc.

normal sont en très petite quantité, en voulant même bien admettre que leur présence est un fait démontré, — quelques chimistes des plus habiles n'ayant jamais pu les retrouver, — nous avons cru pouvoir faire ce rapprochement.

L'animal intoxiqué par l'acétate de cuivre a été sacrifié dès que nous avons vu qu'il commençait à devenir malade et par conséquent avant que l'élimination du poison ait pu se faire ; après avoir enlevé les cinq fœtus que contenait l'utérus, nous les avons immédiatement divisés en morceaux sans chercher à choisir *certains organes de préférence à d'autres*, puis nous les avons mis dans une capsule de porcelaine avec une certaine quantité d'acide sulfurique pur, de façon à avoir une carbonisation complète de la matière organique ; après avoir chauffé jusqu'à production d'une matière pulvérulente et sèche, nous avons ajouté à la masse refroidie de l'acide azotique pur, pour ramener le cuivre, qui aurait pu être réduit à l'état métallique, à l'état de sel et rendre solubles les parties qui ne l'étaient pas ; filtrant alors, puis évaporant à siccité et reprenant le produit par de l'eau acidulée avec l'acide azotique, nous avons obtenu une liqueur qui, filtrée et mise en présence du cyanoferrure de potassium a donné le précipité rouge brun caractéristique du cuivre et a fourni avec l'ammoniaque la liqueur bleue également propre aux sels de ce métal.

Il résulte donc de ces expériences, qui d'ailleurs ont été reprises plusieurs fois et ont toujours donné les mêmes résultats, que nous avions ainsi constaté que si dans la première opération nous n'avons pas obtenu de résultat précis, c'est que probablement il n'était parvenu dans le foie du fœtus que très peu de phosphore, lequel, du reste, avait pu s'éliminer déjà en partie depuis le commencement de la maladie, ou même avoir été un peu enlevé par l'eau dans laquelle les foies avaient été placés quelque temps avant de nous parvenir, puisque les acides oxygénés du phosphore sont solubles dans l'eau et que c'est seulement sous cet état qu'ils peuvent parvenir dans le foie. Nous devons faire remarquer cependant, à ce sujet, que l'eau a été examinée, elle ne présentait pas de caractères acides, peut-être bien d'ailleurs par suite d'une saturation ammoniacale produite par la fermentation putride, les recherches n'ayant eu lieu que dix jours après la mort.

Ainsi, quant à la question de savoir s'il est possible de retrouver le poison dans le fœtus, nos contre-épreuves nous semblent le démontrer suffisamment, s'il nous avait été impossible d'abord de nous prononcer avec les résultats fournis par la première analyse.

Il nous a paru intéressant de compléter ces recherches en nous posant cette question autre : étant admis que d'ordinaire les poisons se concentrent dans certains organes où il faut aller les rechercher de préférence, les faits se passent ils de la même façon par rapport au fœtus ? — Ou bien, en d'autres termes, le foie de nos fœtus contenait-il plus de cuivre que les autres organes ? Pour résoudre ce problème, nous avons fait une seconde série d'expériences avec une autre lapine pleine, que nous avons intoxiquée de la même façon que la première et sacrifiée au bout d'un même nombre de jours, mais dans un cas nous avons employé d'une part le foie d'un des fœtus pour doser le cuivre qu'il contenait, et dans l'aùtre nous avons pris un égal poids de *chair musculaire* enlevée sur le même individu, celui dont on avait déjà pris le foie. Alors, traitant comparativement les deux prises d'essai dans des capsules en porcelaine, nous les avons charbonnées par l'acide sulfurique pur, puis repris la masse par l'acide azotique ; enfin, nous avons chauffé pour chasser l'excès d'acide, traité par l'eau distillée et filtré.

Alors, pour doser le cuivre par la méthode de M. Pelouze, nous avons ajouté à la liqueur un excès d'ammoniaque. Puis avec la solution normale de sulfure de sodium, nous avons versé, jusqu'à décoloration complète de la liqueur presque bouillante, un certain nombre de centimètres cubes d'une burette graduée, dont la quantité nous permettait de juger la proportion de cuivre existant dans la liqueur. Sans vouloir ici donner les chiffres exacts de l'opération, nous dirons que les deux expériences conduites simultanément ont exigé toutes les deux, à 1° près de la burette, le même nombre de centimètres cubes de solution de sulfure de sodium ; de sorte que dans ce cas, il y avait répartition à peu près égale de cuivre dans les organes du fœtus. Il résulte donc que le jeune individu se trouvait saturé de substance toxique, — les os même nous ont donné de notables quantités de cuivre, sans cependant que le dosage en ait été fait — et que contrairement à la mère, il n'y avait pas en lui accumulation de cuivre dans le foie, puisque la substance musculaire en contenait autant que la substance du foie.

CONCLUSIONS.

En définitive, notre travail peut se résumer par les deux propositions suivantes :

1° Il est facile de retrouver dans le produit de la conception, les substances ayant occasionné l'empoisonnement de la mère ;

2° L'agent toxique, dans ce cas, ne se localise pas dans certains organes de préférence à d'autres et dans le foie en particulier ; il se répand dans toute l'économie.

Rouen. — Imp. de H. BOISSEL, rue de la Vicomté, 55

www.ingramcontent.com/pod-product-compliance
Lightning Source LLC
LaVergne TN
LVHW010909180726
843502LV00010B/4044